AUTORISATION DE L'ETAT

Approbation de l'Académie de Médecine

SALINS - LES - BAINS

(JURA)

EAUX FRANÇAISES, BROMO-SODIQUES FORTES

Analogues à celles de Kreuznach et de Nauheim

GUIDE-INDICATEUR

25 Centimes

PARIS

A LA LIBRAIRIE GÉNÉRALE

72, BOULEVARD HAUSSMANN, 72

SALINS - LES - BAINS

(JURA)

EAUX FRANÇAISES, BROMO-SODIQUES FORTES

Analogues à celles de Kreuznach et de Nauheim

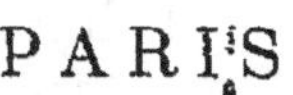

GUIDE-INDICATEUR

25 Centimes

PARIS

A LA LIBRAIRIE GÉNÉRALE

72, BOULEVARD HAUSSMANN, 72

SALINS-LES-BAINS (Jura)

Les Eaux Bromurées - Sodiques fortes de Salins (Jura), que leur puissante minéralisation aussi bien que l'expérience ont, dès avant la guerre de 1871, fait considérer par tous les médecins comme pouvant avantageusement remplacer Kreusnach, viennent d'être acquises par un grand Établissement de Crédit de Paris. C'est dire qu'avec un changement radical dans l'administration de cet établissement le baigneur y trouvera le confortable, la distraction, l'aménité, joints à l'efficacité du traitement.

En effet, toutes les améliorations qu'a permis d'exécuter le peu de temps qui restait avant la saison, ont été réalisées. L'Hôtel de l'établissement restauré, les baignoires de pierre remplacées par celles en émail, leur nombre augmenté du double, la piscine régulièrement chauffée, les tarifs des bains rectifiés et réduits, le service assuré par un personnel plus nombreux et expérimenté, des distractions soit dans le Casino qui se construit, soit en attendant dans l'établissement, des voitures particulières et un grand omnibus emmenant à jours fixes les baigneurs aux excursions les les plus intéressantes, transformeront dès cette année de la façon la plus heureuse le séjour de Salins, reconnu si efficace au point de vue médical.

Ces améliorations suffisent pour établir surabondamment qu'il n'est plus besoin d'aller à grands frais chercher au-delà du Rhin moins bien que ce que nous avons chez nous. Il reste à démontrer la valeur curative des eaux, et cette démonstration ressortira facilement de ce qui va suivre.

Les Eaux de Salins proviennent d'une source et de salines.

L'eau de la source sort à une température de 10 à 12° et marque 4° à l'aréomètre. Elle contient pour 1,000 gr.

Iodure de sodium	Traces
Bromure de potassium.	0 gr. 03065
Chlorure de potassium.	0 gr. 25662
Chlorure de magnésium	0 gr. 87012
Carbonate de chaux.	Traces
Carbonate de magnésium.	id.
Sulfate de chaux	1 gr. 41666
Sulfate de potasse	0 gr. 68080
Chlorure de sodium	22 gr. 71515
C'est-à-dire un peu plus de	26 gr. par litre.

Elle s'emploie ainsi à sa température naturelle pour l'hydrothérapie, et pour la boisson. Chauffée à la température du bain, elle sert seule ou renforcée par l'addition des eaux-mères, résidu de l'évaporation de l'eau de la source traitée par la chaleur pour l'extraction du sel de cuisine.

Ces eaux-mères contiennent par 1000 grammes (analyse de M. Réveil) :

Iodure de sodium	Traces
Bromure de potassium	2 gr. 8420
Sulfate de potasse	65 gr. 5856
Sulfate de soude	22 gr. 0600
Chlorure de magnésium	60 gr. 9084
Chlorure de sodium.	168 gr. 0400
Peroxyde de fer.	Traces
Eau par différence	180 gr. 5640
	1000 gr. 0000

Si bien qu'en admettant, ce qui est au-dessous de la réalité qu'un litre d'eaux-mères ne pèse que 1000 gr., un bain de deux hectolitres de cette eau contiendrait les proportions énormes suivantes :

Bromure de potassium.		568 gr. 4000
Sulfate de potasse	13 kilog.	117 gr. 1200
Sulfate de soude	4 kilog.	412 gr. 0000
Chlorure de magnésium . .	12 kilog.	181 gr. 6800
Chlorure de sodium . . .	33 kilog.	608 gr. 0000
	63 kilog.	887 gr. 2000

minéralisation extrême qui prouve qu'entre le bain d'eau de fontaine additionné simplement de quelques litres d'eau de la source et le bain le plus chargé que l'indication puisse réclamer, la gamme est aussi graduée que complète.

En outre, la chaleur n'altère pas l'eau minérale de Salins, ce que démontre l'analyse des eaux-mères et, plus péremptoirement encore, la composition des sels d'eaux-mères, ressource précieuse pour continuer à domicile, durant l'hiver, une cure commencée à la station.

Ces sels contiennent, en effet, par 1000 grammes (analyse de M. Réveil) :

Iodure de sodium		Traces
Bromure de potassium	6 gr.	6762
Sulfate de potasse	19 gr.	7020
Sulfate de soude	224 gr.	1650
Chlorure de magnésium	142 gr.	5258
Chlorure de sodium	433 gr.	3286

Matières insolubles :
- Sesqui-oxyde de fer.
- Trace de silice.
- Carbonate de chaux.
- Carbonate de magnésie . . . . 0 gr. 2000
- Organiques . . . . 0 gr. 0800
- Eau par différence. . . . . 173 gr. 3260

Enfin, les sels de soude et de potasse remplacent, dans les Eaux de Salins, les sels de chaux des eaux allemandes, — avantage considérable, si l'on admet, avec la plupart des praticiens, que l'usage des eaux calciques provoque des engorgements que résolvent au contraire les eaux riches en sel de soude et en potasse.

Mais c'est surtout par rapport aux bromures que cette différence est capitale ; ces sels sont, en effet, exclusivement calciques à Kreusnach, exclusivement potassiques à Salins (1).

En résumé, à Salins : richesse minérale qu'on dose à volonté ; fixité plus grande d'un des principaux éléments,

---

(1) Voir *Étude sur les Eaux Salines de France et d'Allemagne*, par le Dr F. Guyenot, Lyon, 1872.

le bromure de potassium que, sous aucun rapport, ne saurait remplacer le bromure de calcium dont l'action résolutive est moins énergique et très-contestable, l'action névrosthénique moins puissante et justement moins appréciée.

Actuellement, ce qu'on doit attendre des Eaux de Salins découle naturellement 'de ce qui précède. Les indications qu'on y peut remplir efficacement sont celles d'une médication reconstituante, résolutive et névrosthénique. Les procédés employés pour obtenir ces heureuses modifications ne peuvent trouver place dans cette notice (1).

D'une manière générale, toutes les maladies qui dépendent d'un trouble de nutrition sont justiciables des eaux bromo-sodiques fortes, partant les altérations du sang de toutes espèces y sont heureusement modifiées. Aussi les chloroses, les anénies de toutes sortes, par débilité, par convalescence, par déperdition, par privation, etc., y viennent retrouver une vie nouvelle.

Le lymphatisme et ses mille manifestations s'y transforment mieux qu'ailleurs. Les affections de la peau qui en dépendent, les engorgements ganglionnaires suppurés ou non, les obstructions des glandes vasculaires sanguines, quelle qu'en soit la cause, les tumeurs adénoïdes du sein, le caro, les tumeurs blanches articulaires, les coxalgies, le mal de Pott, la scoliose, les affections osseuses, hypertrophie épiphysaire, ostéïte même diaphysaire, la carie, la nécrose par exfoliation, s'y rencontrent à côté des affections des muqueuses dues à la même cause diathésique, tels que l'ozène, la conjonctivite, le catarrhe des voies respiratoires, l'otorrhée, le

---

(1) Voir : *De la Médication Bromo-chlorurée sodique forte par les Eaux de Salins (Jura)*, par le Dr Guyenot, Paris, 1870.

métrite catarrhal, partant la stérilité; les affections utérines suite de couches, les engorgements des ligaments larges, le fibrome utérin.

C'est grâce à l'action combinée du chlorure de sodium et du bromure de potassium, qu'on y voit aussi disparaître ces affections nerveuses désespérantes pour la médecine et pour les malades : l'hystérie, les paralysies qui en dépendent ; d'autres qui sont dues à des actions réflexes ; d'autres comme les paralysies infantiles atrophiques ; d'autres, plus graves encore, qui cèdent avec les accidents qui les accompagnent, à l'influence salutaire qu'exerce le bromure sur la syphilis.

Ainsi se trouvent réunies des maladies très-disparates qui, dérivant toutes d'une même origine : l'altération du sang, ne peuvent relever, en fin de compte, que des médications reconstituantes, résolutives ou névrosthéniques, ni guérir qu'en modifiant soit le sang, soit les organes chargés de l'élaborer, soit le système nerveux qui préside à cette élaboration.

Dr F. GUYENOT,

Médecin des hôpitaux de Lyon.

A Salins, du 1er juin au 15 septembre.

Nota. — Messieurs les Médecins sont instamment priés de munir leurs malades d'une lettre contenant les renseignements nécessaires pour la direction du traitement.

On lit dans le *Guide-Pratique* aux Eaux Minérales du docteur Constantin James :

SALINS (Jura)

Sources salines chlorurées froides. Eaux-mères.

Itinéraire de paris a salins. — Chemin de Lyon par Dijon et Dole jusqu'à Salins même : 9 heures 53 min. — *Débours* : 49 fr. 35.

Il existe à Salins deux sortes de sources : les unes naturelles, les autres artésiennes. Celle qui alimente l'établissement est une source naturelle, contenant par litre 29^{gr},993 de principes fixes, dont 27^{gr},416 de chlorure de sodium. Les autres sels sont à base de chaux, potasse et magnésie.

Les Eaux de Salins représentent une médication tonique et reconstituante qui doit surtout son efficacité à l'eau-mère provenant des salines. La partie réellement médicinale de cette eau-mère est le bromure de sodium, lequel y entre dans la proportion de 2^{gr},700, pour 1000 grammes.

Bien que les eaux de Salins se prennent en boisson, on en fait surtout usage en douches et en bains. Ces derniers sont administrés, soit dans des baignoires, soit dans une magnifique piscine de natation qui, par l'ampleur de ses dimensions et l'abondance de l'eau qui s'y renouvelle, ne le cède en rien à celles d'Aix ou de Néris.

A Salins, comme dans toutes les stations où l'on emploie les eaux-mères, le lymphatisme est l'affection que l'on traite avec le plus de succès. Aussi y verrez-vous beaucoup d'enfants au teint pâle, aux glandes plus ou moins engorgées, à la démarche languissante, reprendre rapidement l'animation et les allures de la santé. Ces eaux conviennent tout particulièrement aussi aux jeunes filles qui se « forment » difficilement et, en général, à toute personne chez qui prédomine le tempérament anémique.

Ce que je viens de dire du lymphatisme s'applique de même à la scrofule, qui n'en est souvent que l'exagération ou la dégénérescence.

Enfin le scorbut, le rachitisme, la coxalgie, la cachexie vénérienne, certaines dermatoses, les engorgements atoniques de l'utérus, l'aménorrhée, etc., éprouvent encore d'heureux effet de ces eaux. Ce sont, comme on le voit, à peu-près les mêmes indications que pour les

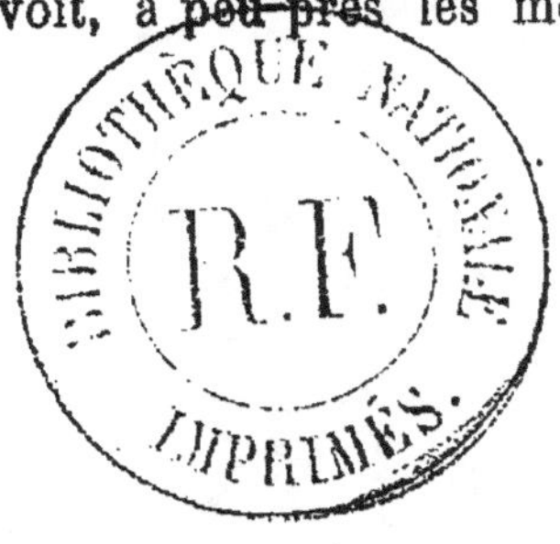

bains de mer, dont elles rappellent d'ailleurs assez bien la composition.

Les Eaux de Salins ont pris dans ces derniers temps une extension considérable. D'abord ce sont incontestablement, de toutes nos eaux de France, celles qui remplacent le mieux les eaux de Kreuznach de Nauheim : dans beaucoup de cas même je les regarde comme leur étant supérieures. Puis la nouvelle administration a opéré d'utiles et importantes réformes dans l'aménagement du Casino où, d'ordinaire, es malades logent et suivent leur cure. Ainsi les appartements, la table, l'ensemble du service, tout y a été mis sur un excellent pied, et, chose qui n'existait pas autrefois, la vie y est infiniment peu dispendieuse. Je n'hésite donc pas à prédire à Salins un succès toujours croissant.

On lit dans le *Monde Thermal* :

SALINS (Jura)

Salins, ville fortifiée, est située au pieds des vertes montagnes du Jura.

Cette antique petite ville, qui, grâce au chemin de fer de Lyon, n'est plus qu'à neuf heures de Paris, renferme environ 7,000 habitants. Elle avait jadis une telle importance militaire, qu'elle fut surnommée les Portes de la Bourgogne.

Cette ville, avec ses divers monuments, ses salines, ses promenades, ses forts et ses fontaines, a conservé un caractère d'originalité qu'on retrouve rarement, même dans les villes de plus grande importance.

L'établissement des bains, fondé en 1858, est situé au centre de la ville, au pied même de la montagne que couronne le fort Saint-André. Il se divise en deux parties distinctes : l'une affectée spécialement au service médical, l'autre aux logements et aux plaisirs des baigneurs.

La source se trouve à 85 marches au-dessous du sol, sous une partie des bâtiments ; elle fournit 1,800,000 litres d'eau par jour.

La piscine est une des plus belles de France, tant elle est harmonieuse de forme et splendidement éclairée ; elle contient 86,000,000 litres d'eau, que deux tritons alimentent sans cesse, et offre aux amateurs de natation un plaisir que l'on trouve rarement dans les bains d'eaux minérales.

Enfin un vaste local, renfermant l'hydrothérapie, vient ajouter encore le concours de ses effets bienfaisants. La pierre et le marbre n'ont pas été épargnés pour la décoration de cette salle, dont l'heureuse distribution peut rivaliser avec les établissements du même genre, si prônés en Allemagne.

Les Eaux bromo-chlorurées sodiques de Salins sont essentiellement reconstituantes. Elles sont, sous le rapport de leur composition, mieux appropriées que plusieurs Eaux salines d'Allemagne à remplir les indications auxquelles on les destine.

M. le professeur Balard, qui a fait une analyse des Eaux-mères de Salins, indique une proportion de bromure de potassium sans exemple : 3 grammes 22 centigrammes sur 1,000 grammes d'eau. Nous devons rappeler que si la salure considérable des Eaux-mères, 157 grammes 930 milligrammes, explique en partie les vertus médicales des Eaux de Salins, la propriété considérable de bromure de potassium, les place au premier rang des Eaux minérales qui, dans un but thérapeutique, sont recherchées pour la quantité d'iode ou de brome qu'elles renferment. A Salins, la médication est interne et externe. M. le docteur Dumoulin, médecin-inspecteur, dans son mémoire publié en 1862 : De *l'eau de la source de Salins et de son emploi thérapeutique*, a insisté beaucoup sur le traitement intime par l'eau de la source de l'établissement ; il a tenu à établir les analogies et les différences entre cette source et les sources de Kreuznach et de Nauhein.

On peut affirmer que la France possède à Salins des Eaux *bromochlorurées-sodiques*, dont l'efficacité est au moins aussi grande que celle des Eaux de la Prusse et de la Hesse électorale.

Les Eaux de Salins sont employées avec le plus grand succès dans l'anémie, la chlorose, le rhumatisme chronique compliqué d'anémie, la scrofule, la goutte atonique, le rachitisme, la syphilis, le goître, certaines variétés de paralysie, etc.

Leur composition, d'ailleurs, indique assez que le genre de maladies le plus efficacement traité à Salins, sont la plupart de celles qui sont accompagnées de débilité, de faiblesse de l'organisme, celles surtout dans lesquelles le système lymphatique est affecté. Enfin, elles produisent les meilleurs effets dans les convalescence longues et difficiles de plusieurs maladies, et en particulier dans la fièvre typhoïde et quelques fièvres éruptives graves.

Hôtels et Salons de l'Etablissement. — Il est difficile de trouver un hôtel distribué avec plus d'intelligence, et des salons de concert et de bal, de jeu et de lecture, installés avec autant de luxe et de bon goût. Les appartements, richement meublés, sont desservis avec une rapidité remarquable.

Tous les détails de service, chose rare et bien précieuse, surtout pour les malades, sont exécutés sans bruit ; on y jouit du calme de la solitude.

Le déjeuner est servi à onze heures, le dîner à six. Le prix des chambres varie de 2 fr. à 6 fr. ; le déjeuner et dîner de la table d'hôte, vin compris, est de 6 fr. par jour.

Les soirées du jardin de l'établissement sont vraiment charmantes. Les sociétés de musique militaire ou de l'orphéon viennent tour à tour s'y faire applaudir. Quatre ou cinq fois par semaine, les artistes engagés pour la saison des bains se font entendre dans la salle des concerts. Enfin à Salins tout contribue à l'éclat de ces réunions : le luxe des salons resplendissants de glaces, de fleurs et de lumière, vient se mêler heureusement à la fraîcheur et à l'élégance des toilettes.

Une chose fort importante à signaler, c'est que tous les prix de l'établissement sont excessivement modérés.

Les environs de Salins offrent de délicieuses promenades : Le Pont du Diable, le Gour de Conge, les sources du Lison, les grottes des Planches, l'ascension du Poupet, le Creux Billard, la Châtelaine, le Bout du Monde et les magnifiques forêts de sapins qui entourent la ville, ont attiré de tout temps de nombreux visiteurs.

Les trains express du chemin de fer de Lyon, partant de Paris à onze heures du matin et à huit heures du soir, conduisent directement à Salins.

Nous avons voulu esquisser, aujourd'hui, la physionomie de cette station, car Salins va entrer, dès ce jour, dans une ère nouvelle de prospérité, grâce à la puissante Compagnie qui vient de se former pour l'exploitation de cet établissement.

Cette Compagnie compte à sa tête des financiers connus, des hommes d'initiative qui sauront donner à Salins l'éclat et l'impulsion nécessaires pour en faire une belle et brillante cité thermale.

ITINÉRAIRE
Pour visiter les beaux sites près Salins-les-Bains (Jura)

1º Monter sur la Pelouse, près Saint-André, et descendre par la route de Bracon. . . . (3 heures).

2º Monter à Belin et descendre par la Roche Pourrie et le chemin de Baud. . . . . . (3 heures).

3º Porter son dîner aux Emboussous, monter ensuite à Poupet, descendre, ou par Saint-Thiébaud ou par Pré-Rond, ou par La Grangette. (Il faut toute la journée.)

4º Monter à Cornebœuf, descendre à Clucy, passer au-dessus des roches de Goailles, examiner la vallée, gagner la nouvelle route de Cernans et la suivre jusqu'au faubourg Champtave . . . . . . (6 heures).

5º Visiter Goailles et ses Cascades, rentrer à Salins par Baud. . . . . (4 heures).

6º Monter aux Granges Sauvaget par Bracon dessus, redescendre par Arloz et les Prés Thiénans. On remarquera un énorme tilleul . . . . . (5 heures).

7º Monter à Ivory, gagner la Châtelaine, visiter son vieux château, vue admirable, descendre aux Planches, visiter les sources et les Grottes, rentrer à Salins par Arbois et le chemin de fer, ou, si l'on aime à marcher, par Mesnay et les Angoulirons. (Il faut toute la journée, en partant le matin.)

8º Monter à Saint-Anatoile, visiter l'église, monument historique, gagner le cimetière et descendre à La Barbarine . . . . (2 heures).

9º Monter à Saint-Anatoile, aux Côteaux, Saint-Roch et descendre à Salins par Chambenoy. . (2 heures).

10º Monter à Plaisance et retour. . . (1 heure).

11° Monter le fort Bracon, gagner Bracon dessus, descendre au moulin Patouillet, monter le chemin du Baud à Tour-Bénite et Saint-Anatoile. (Il faut trois heures pour bien voir et faire la course.)

12° Monter la route de Saisenay et descendre à la gare par la loge des gardes. . . . . . (2 heures).

13° Promenade des Capucins, aller jusqu'au pont du chemin de fer ; visiter, en passant, à gauche, les Scieries et les bosquets. . . . . . . (3 heures).

14° Visiter la vallée de Pretin, rentrer à Salins par Causène et Marnoz. . . . . . . (5 heures).

15° Monter à Salgret par le Gros Talus, de là à l'ancien prieuré de Château, rentrer à Salins par Marnoz ou Pretin. . . . . (5 heures).

16° Cascades et Goux de Conge. (Toute la journée.)

17° Vieux château de Vaugrenant, Port-Lesney, Notre-Dame de Lorette ; vues superbes. (Il faut toute la journée.)

18° Le joli musée de M. Max. Claudet ; très-joli paysage. . . . . (2 heures).

Les Bains de Salins, sodo-bromo-iodurés, rivalisent avec succès avec ceux de Kreuznach ; il s'y fait chaque année, des cures merveilleuses.

CHAMPAGNOLE sur la rivière d'Ain.— On y visite les écluses et les usines. On descendra près de l'Abattoir. Site varié et pittoresque, surtout en regardant la rivière, au midi et au couchant. On fera l'ascension de Montrivel ; vue très-étendue, admirable.

On ira ensuite à Château-Vilain, aux Cascades et Forges du bourg de Sirod, à Syam, aux Planches et aux Foncines. (Trois journées.)

NANS-SOUS-SAINTE-ANNE. — On y verra le Creux-Billard, la jolie source du Lison et l'entrée majestueuse de la grotte Sarrasine. En se plaçant au pied du rocher et regardant l'horizon, on croirait voir l'entrée du ciel. L'entrée de la grotte Sarrasine a 150 mètres d'élévation.

On devra dîner à l'entrée de cette grotte, pour bien admirer ce site grandiose.

On ira voir ensuite la vallée où était située l'abbaye des Dames de Migette.

Au-dessus de la grotte Sarrasine se trouve l'allée des Dames et des Soupirs, d'où l'on admire le joli village de Nans, son beau vallon et les belles eaux limpides du Lison. On ira ensuite au fond de la vallée de Migette pour voir le Pont du Diable.

Les ruines du vieux château Sainte-Anne sont au-dessus de cette vallée, d'où l'on a une vue très-étendue. Ce château a été, dit-on, habité par Jean-sans-Peur, duc de Bourgogne ; c'est la dernière forteresse prise par Louis XIV, lors de la conquête de la Franche-Comté. Il faut deux journées pour bien visiter les vallées de Nans, Migette et Vernaux.

La fontaine de Vaucluse, moins intéressante que la source du Lison, chantée par Pétrarque, est visitée par bien des touristes. Si la source du Lison, l'entrée majestueuses de la grotte Sarrasine et les belles vallées de Nans et de Migette étaient chantées par Victor Hugo ou par d'autres poètes célèbres, l'univers entier accourrait pour admirer ces sites enchanteurs.

ORNANS-SUR-LA-LOUE. — On visitera les vallées de Cléron, Scey-en-Varay. Monter au vieux château de Frey, dit Saint-Denis, et au-dessus de la roche de Colonne ; panorama superbe. Rentrer à Ornans en passant par Malbrans et le Puits de la Brême. A Ornans, se faire conduire près du nouveau cimetière ; site splendide.

On visitera ensuite les vallées de Bonnevaux, Plaisir-Fontaine, celles de Vuillafans, Lods, Mouthier, puis la superbe et grandiose source de la Loue. (Il faut huit jours pour bien visiter Ornans et ses environs).

GRAND HOTEL DES BAINS

situé

DANS LE JARDIN DE L'ÉTABISSEMENT

le plus à portée du traitement

— ∘∘⦂⦂∘∘ —

SALON DE LECTURE ET DE CONVERSATION
SALON de JEU, SALLE de BILLARD, CAFÉ
Gymnase, etc.

Chambre de.	2 à 6 fr. par jour.
Bougies et service	1 fr.
Prix de la table d'hôte :	
Déjeuner et dîner (vin compris)	6 fr.
Les enfants au-dessous de six ans paient moitié.	
Chambre de domestique	1 fr 50.
Nourriture	3 fr. 50.

Le déjeuner a lieu à 11 heures.

Le dîner — 6 heures.

NOTA. — Demander l'omnibus de l'Établissement des Bains, qui stationne à la gare à l'arrivée de chaque train.

Le chemin de fer de Lyon conduit à Salins en 8 heures.

Départ de Paris (express), 11 heures du matin et 8 heures du soir.

〜〜〜〜〜〜〜〜〜〜〜〜〜

PRIX de l'abonnement aux Salons.	10 fr.
— de l'abonnement de famille	15

SELS NATURELS D'EAUX-MÈRES

Avec la garantie du timbre de la Compagnie des Eaux, le flacon de 500 grammes pris à l'Etablissement . . . . 0 fr. 75

En caisse dans les mêmes conditions d'authenticité, et par faveur spéciale pour les baigneurs, ces sels leur seront livrés à 0 fr. 55 seulement le kilo, pendant la durée de la saison.

L'emballage n'est pas compris.

BAINS & DOUCHES — HYDROTHÉRAPIE

TARIF

BAINS

Bain simple d'Eau de la source.	1 50
Douche d'eau de la source, douche écossaise, douche circulaire, etc.	1 50
Douche ascendante.	1 »
Table de pulvérisation	1 50
Bain à l'hydrofère.	2 »
Bain d'eau de la source, avec addition d'Eaux mères, jusqu'à concurrence de 30 litres.	2 »
Bain de piscine ou de natation en eau courante	» 75
Bain de siége.	» 75

PRIX DU LINGE

Un fond de bain.	» 2
Un peignoir.	» 20
Une serviette	» 10
Une robe de flanelle	» 30
Caleçons de bains pour homme.	» 10
Costume de piscine pour dames.	» 50

VENTE D'EAU DE LA SOURCE

Abonnement à l'eau de source prise en boisson pendant la durée du traitement.	2 »
Bouteille d'un litre expédiée de Salins au frais de l'acheteur	» 50
Bouteilles d'Eaux-mères	» 60

EN VILLE

HOTELS-RESTAURATEURS-CAFÉS

Chambres et Appartements meublés

LOUEURS DE VOITURES

Station télégraphique à l'Hôtel-de-Ville, ouverte de 9 heures du matin à 7 heures du soir.

Imp. Victor Damelet, à Lons-le-Saunier (Jura).